à

la Bibliothèque royale

offert

par l'auteur.

DU

SYSTÈME NERVEUX

GANGLIONNAIRE.

PAR

C. R. HOLST,

REÇU A LA FACULTÉ DE MÉDECINE DE DORPAT.

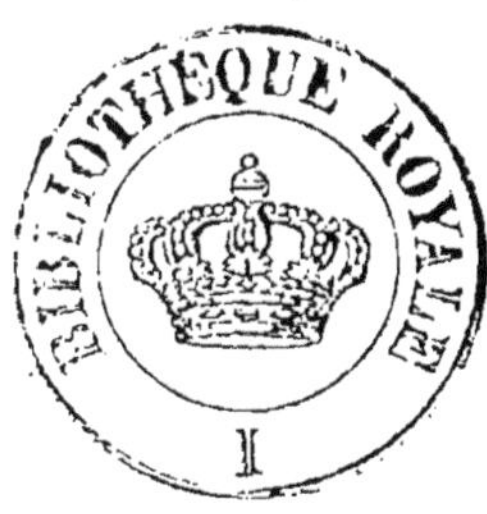

PARIS,

TYPOGRAPHIE DE FIRMIN DIDOT FRÈRES,

Rue Jacob, 56.

1841.

DU

SYSTÈME NERVEUX

GANGLIONNAIRE.

Depuis longtemps, les anatomistes ont remarqué que le système nerveux ganglionnaire de l'homme offrait beaucoup de variations, tant dans le volume ou dans la couleur des ganglions, que dans la distribution des filets qui émanent des ganglions. Cette asymétrie, ces différences individuelles sont si nombreuses et si frappantes, qu'on les a regardées comme caractéristiques relativement à la symétrie et à la conformité du système nerveux cérébro-spinal. Les anatomistes modernes ont trouvé bien des variations dans la construction normale du cerveau et de la moelle épinière, dans l'origine, le volume et la distribution des nerfs cranio-rachidiens. Ce n'est donc pas exclusivement le système ganglionnaire, mais bien la totalité du système nerveux, dont la formation, variable jusqu'à un certain degré, coïncide avec la différence des phénomènes que les différents individus nous présentent pendant leur vie. J'ai étudié à Berlin, à Vienne, à Wurzbourg et à Paris, le système nerveux ganglionnaire, et le résultat de mes recherches me fait espérer, d'avoir trouvé le moyen de rendre l'étude de cette partie du système nerveux plus générale et plus féconde.

DIFFÉRENCES CARACTÉRISTIQUES ENTRE LE SYSTÈME GANGLIONNAIRE DE L'HOMME ET CELUI DES ANIMAUX.

La plupart des physiologistes modernes pensent que le système ganglionnaire préside aux phénomènes de la vie végétative ; ils regardent les ganglions comme des centres qui régularisent ou coordonnent les fonctions d'un certain groupe d'organes. Ainsi le ganglion cervical supérieur préside surtout aux fonctions des ramifications de la carotide, le ganglion cervical inférieur et le premier ganglion thoracique surtout aux fonctions des ramifications de l'artère sous-clavière et aux fonctions des poumons et du cœur ; les ganglions thoraciques suivants président aux fonctions des artères intercostales et, par les nerfs splanchniques, aux fonctions des organes de l'abdomen et du bassin ; le ganglion cœliaque coordonne surtout les fonctions de ces organes si hétérogènes, dont les uns sont destinés à consommer l'acte commencé par la mastication, la décomposition des aliments, afin de les transformer en un liquide homogène, apte à fournir les premiers éléments du suc nutritif général, dont les autres sécrètent les matières nuisibles à l'individu, et enfin, dont les troisièmes forment des substances destinées à la conservation de l'espèce.

C'est par la tête et son organe principal, l'encéphale, que le corps de l'homme diffère le plus de celui des animaux ; le ganglion cervical supérieur et le nerf vertébral sont les parties du système nerveux ganglionnaire qui, par l'influence qu'elles exercent sur un certain groupe de vaisseaux, président à la formation de la tête et de l'encéphale. J'en conclus, que le ganglion cervical supérieur et le nerf vertébral de l'homme et des animaux doivent différer plus que le reste du système nerveux ganglionnaire. Le ganglion cervical supérieur de l'homme diffère constamment de celui des animaux, mais non pas le nerf vertébral. Le ganglion cervical supérieur de l'homme reçoit des filets des trois ou quatre premiers nerfs cervicaux. Scarpa, Lobstein et plusieurs autres ont examiné ce ganglion de l'homme à l'aide du microscope: il était composé presque entièrement de filets blancs, et il n'y avait que très-peu de substance grise. Lobstein a disséqué deux singes, Simia Maimon et Simia Faunus : le ganglion cervical supérieur de ces deux singes était uni par une anse nerveuse au premier et second nerf cervical, et le ganglion cervical du Simia Faunus était uni au vague. Lobstein mentionne expressément que le filet entre le vague et le ganglion cervical supérieur était blanc, et il ne dit rien de la couleur des filets entre le ganglion cervical supérieur et les deux premiers nerfs cervicaux (Lobstein : *De nervi sympathici humani fabrica, usu et morbis*, Parisiis, 1823, pag. 89.) J'ai disséqué à Wurzbourg quelques animaux : un chat, une chienne, un lièvre, une souris, un cochon de lait et quelques oiseaux; je n'ai pas trouvé un seul filet allant des nerfs cervicaux supérieurs au ganglion cervical supérieur. A Paris, j'ai lu les « *Leçons d'anatomie comparée* », par G. Cuvier; Cuvier a examiné le système nerveux ganglionnaire d'un loup, d'un raton, d'un veau, d'un mouton, d'un porc-épic; il dit : « Après avoir reçu ou donné les différentes anastomoses avec les nerfs voisins, le ganglion cervical supérieur se termine en filet grêle, qui reçoit des filets nerveux très-grêles de toutes les paires cervicales ». (o. c. l'an VIII, tom. II, pag. 291.) M. E. H. Wéber, qui a examiné le système nerveux ganglionnaire d'un renard, d'un chat ou d'une chatte, d'une taupe, d'un cheval, d'un rat, d'un lièvre, d'un singe, d'un veau, dit dans son ouvrage, *Anatomia comparata nervi sympa-*

thici, pag. 13 : « Alii rami (sc. ganglii cervicalis supremi) numero diversi ad nervos spinales ablegantur. » Depuis, j'ai disséqué deux chiens, une chatte et un lapin, et je n'ai trouvé aucun filet, ni gris, ni blanc, entre les nerfs cervicaux et le ganglion cervical supérieur, ou entre les nerfs cervicaux supérieurs et le cordon du sympathique ou le plexus carotidien; j'ai reconnu des communications entre les nerfs crâniens et le ganglion cervical supérieur ou le plexus carotidien, mais je n'ai trouvé aucune communication entre les nerfs cervicaux supérieurs et la partie cervicale du système nerveux ganglionnaire. M'étant livré plus particulièrement à l'étude du système nerveux ganglionnaire, je me crois en droit de pouvoir établir comme des différences essentielles entre le système nerveux ganglionnaire de l'homme et celui des animaux, les suivantes.

1. Le ganglion cervical supérieur de l'homme reçoit des filets spinaux des trois ou quatre premiers nerfs cervicaux; celui de quelques singes, animaux dont le crâne et l'encéphale ont le plus de ressemblance avec le crâne et l'encéphale de l'homme, communique par une anse nerveuse avec les deux premiers nerfs cervicaux; le ganglion cervical supérieur des autres animaux n'a aucune communication avec les nerfs cervicaux supérieurs. Le système nerveux ganglionnaire de l'homme diffère donc de celui des animaux par l'existence de filets des nerfs cervicaux supérieurs dans le ganglion cervical supérieur de l'homme, et par le défaut de ces filets dans le ganglion cervical supérieur des animaux, si toutefois on en excepte peut-être celui de quelques singes. Si, chez quelques singes, les filets d'union entre le ganglion cervical supérieur et les deux premiers nerfs cervicaux sont blancs, la différence entre le système nerveux ganglionnaire de l'homme et celui de quelques singes consis-

terait en ce que le ganglion cervical supérieur de l'homme reçoit des filets du troisième et quatrième nerf cervical, qu'il reçoit des filets de nerfs, dont d'autres filets concourent en grande partie à la formation du nerf phrénique, nerf principal de l'acte musculaire de la respiration.

2. Toutes les autres parties du système nerveux ganglionnaire (la portion céphalique, les communications entre les nerfs crâniens et le ganglion cervical supérieur, le nerf ou le plexus vertébral, les ganglions du cordon latéral, les ganglions médians et les ganglions spinaux) sont si différentes dans les différents individus de l'espèce humaine, que cette grande diversité même est une propriété caractéristique du système nerveux ganglionnaire de l'homme. La formation du système nerveux ganglionnaire des animaux en général est peut-être aussi variée que celle du système ganglionnaire de l'espèce humaine; mais le système ganglionnaire de l'espèce humaine, comparé à celui d'une espèce quelconque d'animaux, est infiniment plus varié, de sorte que l'espèce humaine, par la grande diversité des formations de son système ganglionnaire, comprend toutes les différentes formations du système ganglionnaire des différentes espèces d'animaux. J'ai examiné, à Vienne, dans plus de vingt têtes d'hommes, la communication entre le vague et le ganglion cervical supérieur : ce ganglion était uni au vague, ou par un filet blanc (comme chez les animaux, dans le chat) ou par un filet gris (comme chez les animaux, dans le cochon de lait); quelquefois il n'y avait aucune communication entre le ganglion cervical supérieur et la partie du vague qui est en dehors du crâne (comme dans la chatte); d'autres fois la communication était formée par un filet blanc et par un filet gris. — Le nerf ou le plexus vertébral communique avec les nerfs cervicaux par des filets gris et blancs, comme

chez les mammifères, où il présente, au niveau de chacune de ces communications avec les nerfs cervicaux, un petit renflement grisâtre (de Blainville; Blandin : *Nouveaux éléments d'Anatomie descriptive*), comme chez les oiseaux. Chez quelques hommes, le nerf vertébral s'amincit de bas en haut d'une manière considérable (Cruveilhier : *Anatomie descriptive*), comme dans les chiens. Le nerf ou le plexus vertébral disparaît chez quelques hommes, au niveau de la deuxième vertèbre; chez d'autres, on a suivi des filets de ce plexus jusque sur l'artère basilaire (Wrisberg : *De nervis arterias venasque comitantibus*, *in Sylloge comment. anatom.*; Blandin.) — La forme et la grandeur des ganglions thoraciques sont très-différentes; chez quelques hommes le dernier ganglion thoracique, qui correspond au douzième nerf intercostal, est beaucoup plus volumineux que les précédents (Cruveilhier.), comme chez les animaux, dans les chiens. Les ganglions lombaires et sacrés sont chez quelques hommes allongés et oblongs, comme chez les animaux, dans les chiens, ou allongés et fusiformes, ou ils sont ronds ou angulaires. — Enfin, la position et le volume des ganglions spinaux présentent des différences nombreuses. Le ganglion spinal du premier nerf cervical (nerf sous-occipital), est placé quelquefois, non pas dans le trou de conjugaison occipito-atloïdien, mais dans le canal rachidien, comme l'a observé M. Mayer (Mueller's *Physiologie*, erste Auflage, Bd. II, pag. 589.). Le ganglion spinal du premier nerf cervical manque quelquefois tout à fait (Arnold : *Icones nervorum capitis.* Blandin : *Nouveaux éléments d'Anatomie descriptive.*). A Berlin, j'ai disséqué quelques enfants nouveaux-nés : le volume du ganglion spinal du premier nerf cervical l'emportait du double sur le volume des autres ganglions spinaux; tous les autres ganglions spinaux étaient d'un volume égal; tous les ganglions spinaux étaient placés dans les trous de conjugaison. Chez d'autres hommes, les ganglions spinaux sont d'un volume inégal; ils sont développés en raison directe du volume des racines postérieures, et ils sont placés tous dans les trous de conjugaison (*Névrologie* de J. Swan; *Icones anatomicæ* de Haller.), comme chez les animaux, dans les chats, les rongeurs et les oiseaux que j'ai disséqués. Chez d'autres hommes, les ganglions spinaux sont développés de même en raison directe du volume des racines postérieures; mais les ganglions spinaux des nerfs sacrés sont placés dans le canal du sacrum (*Anatomie descriptive* de J. Cruveilhier; *Hildebrandt's Handbuch der Anatomie des Menschen, herausgegeben* von E.-H. Weber), comme chez les animaux, dans les chiens. Enfin, chez d'autres encore les ganglions spinaux sont d'un volume qui correspond au volume des racines postérieures, et tous sont placés dans les trous de conjugaison, excepté ceux des derniers nerfs sacrés, du sixième, cinquième (Arnold : *Tabulæ anatomicæ*), et quelquefois celui du quatrième (Blandin : *Nouveaux éléments d'Anatomie descriptive.*).

On voit par là que les formations si différentes du système nerveux ganglionnaire de l'homme se retrouvent chez divers animaux. Ainsi, pour répéter ce qu'il y a de plus frappant, la position des ganglions spinaux est, chez quelques hommes, comme celle des ganglions spinaux des chats; chez d'autres hommes, les ganglions spinaux sont placés comme les ganglions spinaux des chiens. La grande diversité de la formation du système ganglionnaire de l'espèce humaine ne peut être contestée; mais j'ai établi comme une des différences essentielles entre le système nerveux ganglionnaire de l'homme et celui des animaux, la grande variété des formations du système ganglionnaire de l'espèce humaine, et la conformation presque égale du système ganglionnaire d'une espèce quelconque d'animaux. Je n'ai disséqué que trois animaux de la même espèce, trois chiens; ce nombre est bien inférieur à celui des hommes, dont on a examiné le système nerveux ganglionnaire. Dans ces trois animaux de la même espèce le système nerveux ganglionnaire avait la même formation, excepté quelques différences qui devaient exister, parce que chacun de ces trois chiens appartenait à une race différente (voyez les notices sur le système ganglionnaire de quelques animaux). Sans doute le système ganglionnaire de chaque race d'une espèce d'animaux doit avoir des particularités par lesquelles il diffère de celui des autres races de la même espèce : ainsi le système ganglionnaire du barbet doit présenter un ensemble de certaines particularités qui ne se trouve que dans le barbet; de même, certaines particularités du système ganglionnaire du chien de chasse ne doivent pas se trouver dans le système ganglionnaire du chien-lion. Mais les particularités principales du système nerveux ganglionnaire, par lesquelles une espèce d'animaux diffère de l'autre, doivent se trouver dans toutes les races de la même espèce : le barbet, le chien de chasse, le chien-lion, doivent offrir des particularités du système ganglionnaire qui se trouvent dans tous les chiens, et qui ne se trouvent jamais dans les chats. Je ne crois pas qu'on rencontre jamais dans un chien-lion le système ganglionnaire du lion, ou qu'on trouve dans un lion le système ganglionnaire d'un chien-lion; tandis que dans l'espèce humaine un individu peut avoir la formation du système ganglionnaire du lion, l'autre celle du système ganglionnaire du chien-lion. Le système nerveux ganglionnaire de l'espèce humaine surpasse celui des diverses espèces d'animaux par la richesse de ses formations.

On pourra grouper les différences de la formation du

système ganglionnaire des animaux d'après les classes, les ordres, les genres, les espèces; de même on pourra, je l'espère, grouper les différentes formations du système ganglionnaire de l'homme. Les races anatomiques de l'espèce humaine offriront sans doute différentes formations du système ganglionnaire, dont les unes n'appartiennent qu'aux individus de la race caucasique, les autres aux individus de la race mongole ou à ceux de la race éthiopienne; mais jusqu'à présent on n'a examiné le système ganglionnaire de l'homme que dans des individus de la race caucasique, et les différences qu'on y a trouvées sont si nombreuses, qu'on doit chercher un autre point d'appui, autour duquel on pourra grouper les formations si différentes du système nerveux ganglionnaire de l'homme. Ce sont, je crois, les races historiques d'après lesquelles on pourra grouper les différentes formations du système ganglionnaire de l'homme. Les races historiques principales de l'Europe sont les Finnois ou Keltes (Celtes), les Slaves et les Germains. Si chaque race a sa formation particulière du système ganglionnaire, et comme les individus des différentes races historiques sont dispersés, en proportions différentes, dans presque toutes les parties de l'Europe, on pourra trouver dans tous les pays les mêmes groupes des différentes formations du système ganglionnaire de l'homme. Il est donc très important de connaître la distribution géographique de chacune de ces races, pour que l'anatomiste, en disséquant un homme d'une ou de l'autre contrée, sache quelle est la race à laquelle ce sujet appartient.

PHYSIOLOGIE DU SYSTÈME NERVEUX GANGLIONNAIRE.

Scarpa (1), Mueller, Wutzer, Retzius, Mayer, ont trouvé que les racines antérieures ainsi que les racines postérieures des nerfs cranio-rachidiens donnent des rameaux aux ganglions du sympathique. Scarpa, Lobstein, Wutzer, Haase et plusieurs autres ont examiné le tissu des ganglions : ils les ont trouvés constitués de filets blancs, de petits globules et d'une substance gélatineuse ou albumineuse; outre cela, une grande quantité de petites artères et veines. Les filets blancs sont la continuation des rameaux spinaux, qui, entrant dans le ganglion, se divisent en une quantité innombrable de filets séparés, dont les uns s'évanouissent dans la substance globuleuse; d'autres, se tortillant dans celle-ci, s'unissent de nouveau dans des rameaux plus grands, et sortent de cette manière du ganglion pour se répandre dans les différents organes. Ils ont vu dans le ganglion cervical supérieur tous les filets s'unir de nouveau, sans qu'il y eût une interruption de continuité; dans les ganglions thoraciques, cœliaques, lombaires, ils ont poursuivi quelques rameaux traversant directement le ganglion, d'autres se divisant en filets très-minces et se réunissant à leur sortie, d'autres s'évanouissant entièrement. M. Ehrenberg a vu, à l'aide du microscope de Schieck, dans les ganglions des globules, comme il en a vu dans la subs-

(1) *Anatomicarum annotationum liber de nervorum gangliis et plexibus.* Ticini, 1792. Dans un ouvrage : *De gangliis nervorum, deque origine et essentia nervi intercostalis*, publié en 1831, Scarpa dit que les racines motrices ne donnent aucun filet aux ganglions du sympathique. Ces différences dans les observations du même anatomiste dépendent, ou de l'individualité de l'observateur, ou de l'individualité du sujet examiné.

tance grise du cerveau et de la moelle épinière, des fibres blanches et variqueuses comme dans la substance blanche du cerveau et de la moelle épinière, du nerf olfactif, optique et acoustique; des filets cylindriques, comme dans les troncs et les ramifications de tous les autres nerfs qui naissent de l'axe cérébro-spinal. Bichat, Wutzer ont trouvé des différences chimiques entre les ganglions et la substance grise du cerveau, et concluent de là que la substance des ganglions n'est pas identique avec celle de la partie grise du cerveau. S'il n'y avait dans les ganglions que la substance globuleuse et les fibres variqueuses, la conclusion serait juste; mais comme il y a dans les ganglions des fibres cylindriques en grande quantité, la différence chimique peut dépendre de la prépondérance de ces fibres. La substance globuleuse des ganglions, sans être tout à fait identique avec celle du cerveau, offre toujours la plus grande analogie avec elle, de sorte qu'on doit attribuer à la substance grise dans les ganglions et les filets qui émanent des ganglions, les fonctions qu'on attribue à la substance grise du cerveau et de la moelle épinière, et aux filets cylindriques ce que l'on sait des fonctions de tous les autres filets nerveux cylindriques. Quant aux fibres variqueuses, je ne connais pas leurs rapports avec les autres parties des ganglions.

A. Des filets sensitifs dans le système nerveux ganglionnaire.

Les filets cylindriques sont ou sensitifs ou moteurs : les filets sensitifs se distribuant dans les parois des troncs des vaisseaux et des vaisseaux capillaires de tous les organes, président à la coenesthesis ou à la sensation tactile générale. On éprouve cette sensation tactile partout, dans l'encéphale, dans les entrailles de la poitrine, de l'abdomen et du bassin, aussi bien que dans la peau et dans les muscles. La seule différence consiste en ce que les sensations tactiles dans les organes intérieurs sont plus obscures, moins précises que les sensations tactiles de la peau. Cela provient des causes suivantes. Tous les points de la peau sont sensibles : il y a donc partout dans la peau une substance nerveuse, qui reçoit des impressions qui sont transmises à l'encéphale par des filets nerveux primitifs. Si l'on compare l'étendue de la partie de la moelle épinière d'où émanent les racines sensitives, avec l'étendue de la surface de la peau, on voit qu'il est impossible qu'une fibre primitive se termine dans chaque point de la peau ; et pourtant chaque point de la peau est sensible. C'est pourquoi l'on a admis que chaque fibre primitive se répand dans une substance nerveuse périphérique d'une certaine étendue, laquelle est représentée à l'encéphale par la fibre primitive comme un point. Il n'y a pas de point de la peau qui ne reçoive une sensation ; mais la faculté de distinguer les impressions sur les différents points est plus ou moins développée dans les différentes régions de la peau.

M. E. H. Weber a trouvé qu'il pouvait distinguer les deux bras d'un compas, appliqués à la pulpe des doigts, dans un espace de moins d'une ligne, tandis que sur la peau du dos les deux bras du compas devaient être étendus à une distance de trente lignes pour être aperçus comme deux points différents. (Mueller's *Physiologie*, erste Aufl., Bd. II, pag. 683.) Le nombre des filets primitifs, qui transmettent à l'encéphale les impressions différentes, isolées l'une de l'autre, est donc beaucoup plus grand dans la pulpe des doigts que dans les autres régions de la peau, bien qu'il n'y ait pas un point qui soit privé de sensibilité. Lobstein a examiné la tunique externe des vaisseaux à l'aide du microscope : il l'a vue composée d'un riche réseau de filets nerveux et de fibres cellulaires; c'est la véritable tunique nerveuse des anciens. (Lobstein : *De nervi sympathici humani fabrica, usu et morbis, etc.*, pag. 42 et 43.) Les parois des vaisseaux sont donc peut-être aussi riches en substance nerveuse que la peau; mais le nombre des fibres primitives, qui se rendent aux organes de la circulation et de la vie végétative, est infiniment plus petit que le nombre des fibres primitives qui se rendent à la peau. On n'a qu'à comparer l'épaisseur de la portion sensitive du trijumeau et l'étendue et la masse des organes auxquels elle se rend, avec le volume des rameaux spinaux, y compris le nerf vague, et l'étendue et la masse des organes intérieurs dans lesquels ils se distribuent, pour remarquer que la différence est très-grande, et que, par cette raison, la distinction de l'espace dans le tube intestinal, etc., ne peut être si bien aperçue que dans les parties dans lesquelles le trijumeau se répand. Si, d'une part, la cause pourquoi la sensation tactile est moins précise dans les organes intérieurs que dans la peau, consiste en ce que le nombre des fibres primitives isolées est beaucoup moins grand dans les organes intérieurs que dans la peau; d'autre part, les influences physiques auxquelles les nerfs sensitifs des organes intérieurs sont exposés, sont beaucoup moins hétérogènes que celles qui font des impressions sur la peau. C'est toujours un liquide qui, dans l'état normal de la même température et de la même quantité, est en contact avec les nerfs sensitifs des vaisseaux et du système capillaire.

Ces liquides, si homogènes sous le rapport physique, sont très-différents d'après leur composition chimique; et ce qui est certain, c'est qu'aucun nerf des organes végétatifs n'a ni le sens de la gustation, ni le sens de l'odorat : ni le vague, ni le splanchnique goûte le sang, la bile, l'urine, le suc gastrique, etc. On ne peut accuser l'habitude comme cause de ce défaut des sensations chimiques : car dans les maladies et dans les émotions de l'âme, la composition chimique des liquides est altérée, et pourtant les nerfs des organes végétatifs n'éprouvent aucune sensation chimique. Dans les maladies, les qualités physiques et chimiques des liquides et des organes qui les contiennent, sont altérées : la température, la quantité des liquides, de même que la capacité des vaisseaux, sont changées et font sur les nerfs sensitifs des vaisseaux l'impression de chaleur, de froid, de pesanteur, etc.; outre cela, les malades ont le sentiment de malaise, d'inquiétude, etc. Dans les émotions de l'âme, il y a aussi des altérations des liquides et des solides de l'organisme ; ces émotions produisent et guérissent des maladies; leur influence est visible dans les maladies de peau et dans les blessures. On voit, par les nourrices, que les liquides peuvent être altérés, sans que le sujet qui en est affecté, devienne malade; les nourrices, affectées d'une émotion de l'âme, conservent la santé, tandis que le nourrisson en devient malade. Nous pouvons induire de ce fait que dans chaque émotion de l'âme les éléments qui composent l'organisme, sont altérés, même sans qu'une maladie qui en résulte, donne la preuve visible de cette altération. Quant aux sentiments, on observe dans une émotion de l'âme des sentiments physiques et en même temps des sentiments moraux. Les uns, comme les sentiments d'expansion et de contraction, de chaleur et de froid, de pesanteur, etc., correspondent aux altérations physiques des parties qui constituent l'organisme, et se manifestent, suivant l'étendue de ces altérations, ou dans l'organisme entier, du sommet de la tête jusqu'aux pieds, ou surtout dans l'un ou l'autre organe. Ces sentiments, ainsi que ceux qu'on éprouve dans les maladies, sont liés à l'existence et à la sensibilité des nerfs sensitifs dans les organes. Avant d'examiner quels sont les éléments nerveux auxquels s'attachent les sentiments moraux, il nous faudra faire quelques remarques sur la manière dont on observe les phénomènes physiolo-psychologiques.

La psychologie physiologique est basée sur l'observation, comme toute autre science. Comme ces observations sont tout à fait subjectives, on ne doit jamais employer le mot « *on* »; on doit d'abord s'observer soi-même, puis interroger ce que les autres ont éprouvé. Les sentiments moraux existent aussi positivement que les nerfs; on peut les apercevoir, on peut les distinguer et les reconnaître; ils ont reçu des noms spéciaux; or, on peut les discuter. Mais il est aussi impossible de décrire par des paroles les sentiments moraux, qu'il est impossible de décrire par ce moyen les sentiments somatiques. La douleur corporelle diffère de la jouissance corporelle, et on peut ressentir la différence, mais non décrire en quoi elle consiste; pour avoir une idée de ces sentiments, il faut les avoir éprouvés; sans en avoir l'expérience, on ne connaît que les mots, que les noms; l'expérience seule nous donne la connaissance du fait réel, du sentiment même. La douleur morale diffère de la jouissance morale, la douleur morale diffère de la douleur corporelle, la jouissance morale de la jouissance corporelle; on peut remarquer et connaître ces différences, mais on ne pourra jamais les décrire. Celui qui connaît le sentiment de la colère, ne confondra jamais ce sentiment avec celui de la tristesse, de la joie, de la haine, etc. Toute émotion de l'âme est jointe, du moins dans la plupart des cas, à un sentiment somatique et à un sentiment moral. Le sentiment d'une certaine disposition de l'âme n'est pas identique avec cette disposition même : le sentiment d'une passion, d'un penchant diffère de la passion, du penchant, comme le sentiment d'énergie musculaire diffère de l'énergie musculaire. L'énergie musculaire est une certaine disposition des fibres musculaires ; le sentiment de cette énergie est une certaine disposition des nerfs sensitifs qui se répandent dans les muscles.

Après ces indications préliminaires, je communiquerai ce que j'ai observé sur moi-même à l'égard des sentiments moraux et somatiques qui accompagnent les émotions de l'âme. Dans une émotion très-vive de l'âme, comme dans la colère ou lors d'une grande joie, j'ai des sentiments d'expansion et de chaleur dans tout le corps, dans les membres supérieurs et inférieurs, dans les yeux aussi bien que dans l'encéphale, que dans les organes de la poitrine et de l'abdomen. Ces sentiments somatiques sont les mêmes dans la colère comme dans la joie ; mais le sentiment moral de la colère diffère tout à fait de celui de la joie, et cette différence est toujours sensible, tant que l'émotion de l'âme n'arrive pas à un tel degré qu'elle trouble la faculté intellectuelle de faire des observations ou d'être attentif sur soi-même. Dans ces émotions vives il m'a été toujours impossible de distinguer une région spéciale du corps, dans laquelle je remarquais d'une manière plus précise la différence entre les différents sentiments moraux ; je n'éprouvais pas la différence qui existe entre le sentiment de la colère et celui de la joie plus distinctement dans le cerveau, ou dans les organes situés au-dessus ou au-dessous du diaphragme : j'observais cette différence des sentiments dans l'organisme entier. Mais dans les émotions plus faibles de l'âme, que certains individus, tels que les acteurs, peuvent provoquer spontanément chez eux, j'éprouve les sentiments moraux et somatiques seulement dans les organes d'une des cavités principales de l'organisme, tantôt dans l'encéphale, tantôt dans le cœur, tantôt dans les poumons, le foie, etc., et je puis en même temps distinguer la différence du sentiment moral du dépit ou de la tristesse, etc., dans le même organe, dans lequel j'éprouve le sentiment somatique. Il paraît donc que les organes situés dans une des cavités principales, sont plus disposés à être altérés par les émotions de l'âme que le reste du corps ; car chaque émotion de l'âme provoque des sentiments dans un de ces organes, tandis que seulement les émotions violentes produisent des sentiments dans l'organisme entier. Je crois que cette disposition a lieu chez tous les hommes : car depuis les temps les plus reculés on a toujours placé le siége des passions dans un de ces organes, tels que le cerveau, le cœur, le foie, etc.; jamais dans les membres. Cette opinion était fondée sans doute, d'une part, sur l'observation qu'un homme pouvait être privé des membres sans être privé des passions; mais de l'autre part elle était favorisée par ce fait, que l'on éprouvait toujours les sentiments d'une émotion de l'âme dans un des organes du crâne, de la poitrine ou de l'abdomen; et si quelqu'un, pendant toute sa vie, éprouve les sentiments moraux et somatiques toujours dans le même organe, par exemple dans l'encéphale, il serait porté à regarder l'encéphale comme le siége des passions; un autre qui, dans chaque émotion de l'âme, sent le cœur ému, placera l'âme et les passions dans le cœur. Tels sont les faits physiolo-psychologiques venus à ma connaissance.

Pourquoi les émotions de l'âme se ressentent-elles plus fréquemment dans les entrailles que dans les autres parties de l'organisme? Cela peut dépendre ou d'une plus grande sensibilité des nerfs sensitifs des organes intérieurs; cette sensibilité plus grande fait sentir des altérations, qui sont peut-être répandues dans l'organisme entier, mais qui ne se font ressentir que dans des organes doués de nerfs plus sensibles. Ou bien cela dépend d'une plus grande versatilité des parties liquides et solides qui constituent un organe : si la sensibilité des nerfs des vaisseaux du cerveau, ou des poumons, ou du foie, est égale à celle des nerfs de la peau, mais si la disposition d'être altéré par des influences morales, est plus grande dans le système vasculaire du cerveau, des poumons ou du foie que dans le système vasiculaire de la peau ou des muscles, on sentira plus souvent les émotions de l'âme dans les entrailles que dans la peau et les muscles. Cette disposition plus grande des entrailles d'être altérées par les influences morales, coïncide avec la plus grande abondance de sang et avec la prépondérance du système nerveux ganglionnaire (nerf trisplanchnique) dans le système vasculaire de ces entrailles, prépondérance qui est surtout visible dans les organes de la poitrine et de l'abdomen. Je dois avouer que c'est surtout dans l'abdomen et dans la poitrine que j'éprouve les sentiments des émotions morales, et je les observe bien moins souvent dans l'encéphale. Mais dans l'encéphale j'observe des sentiments qui ne sont ni moraux, ni somatiques, qui ne se trouvent pas dans les autres organes, et qui sont liés aux fonctions intellectuelles, dont l'encéphale seul est le siége : ce sont les sentiments intellectuels, tels que le sentiment de doute, de clarté, de trouble, de conviction. Si l'on médite sur quelque chose, et que l'on ne comprenne pas d'abord, on a un sentiment de trouble, d'incertitude, qui nous fait savoir que nous n'avons pas compris ; enfin, si l'on parvient à comprendre le sujet sur lequel on médite, on a un sentiment de clarté, de conviction ; et ce n'est que ce sentiment de clarté ou de conviction qui nous autorise à dire que nous avons compris.

Quels sont les éléments nerveux auxquels sont liés ces sentiments différents, somatiques, moraux et intellectuels? C'est dans le cerveau seul qu'on observe ces trois séries de sentiments. Il y a dans l'encéphale trois différents éléments nerveux : la substance grise granuleuse, les fibres blanches variqueuses, enfin les fibres nerveuses cylindriques dans les parois des vaisseaux de l'encéphale. La substance grise se trouve aussi dans la moelle épinière, dans les ganglions et dans les continuations filiformes des ganglions; les fibres blanches, variqueuses, se trouvent aussi dans la moelle épinière, dans quelques nerfs, comme dans les nerfs optique, olfactif, et auditif, et d'après M. Ehrenberg, dans les ganglions du cordon ganglionnaire; enfin, les fibres nerveuses cylindriques sont partout où il y a des vaisseaux. Les sentiments somatiques dans les entrailles sont liés aux fibres sensitives cylindriques, comme ils le sont dans la peau et dans les muscles; mais les sentiments moraux et intellectuels sont-ils liés aussi aux nerfs cylindriques, ou résident-ils les uns dans la substance grise, les autres dans les fibres variqueuses? J'indiquerai tout à l'heure la cause qui me fait croire que la substance grise ne participe à aucun sentiment. On a alors à choisir entre les fibres cylindriques et les fibres variqueuses pour les sentiments moraux et intellectuels. Les sentiments intellectuels ne sont que dans l'encéphale; mais je crois qu'on n'a pas besoin de chercher une substance nerveuse spéciale, qui ne se trouve que dans l'encéphale, et qui soit le siége de ces sentiments. Les sentiments intellectuels ne peuvent avoir lieu que dans l'organe qui est l'instrument de l'intelligence, et ils ne peuvent être trouvés dans la moelle épinière, parce que cet organe n'est pas le siége de la pensée. Les sentiments intellectuels peuvent donc être liés à la même substance nerveuse que les sentiments moraux, mais je ne sais rien qui puisse démontrer si cette substance est celle des fibres cylindriques ou celle des fibres variqueuses.

B. De la substance grise dans le système nerveux ganglionnaire.

La conformation anatomique de cette substance, examinée à l'aide du microscope, offre la plus grande analogie avec celle de l'encéphale et de la moelle épinière.

Les fonctions de la substance grise du système ganglionnaire et de celle de l'encéphale et de la moelle épinière ne sont pas si hétérogènes qu'on le croit. Il y a dans les organes végétatifs des sensations, et dans les nerfs qui émanent des ganglions, des filets sensitifs; il y a dans ces organes des mouvements, et dans les nerfs ganglionnaires des filets moteurs; enfin, les fonctions purement végétatives, qui ne sont ni sensations ni mouvements, comme la sécrétion, la résorption et l'absorption, la nutrition, ne peuvent être liées ni aux filets sensitifs, ni aux filets moteurs des ganglions et de leurs prolongations filiformes : elles correspondent à l'existence du troisième élément nerveux dans le système ganglionnaire, à la substance grise. La plus grave objection qu'on puisse faire à cette manière de voir, est que ces filets organiques n'accompagnent pas les vaisseaux des membres, et néanmoins la peau sécrète, absorbe; la nutrition de la peau doit être réglée par des nerfs, de même que la nutrition des muscles. Ces filets organiques sont surtout en grand nombre dans les organes de la poitrine et de l'abdomen, organes dans lesquels les fonctions de sécrétion, d'absorption, etc., se manifestent surtout en digestion, chylification et sanguification. Cependant on peut seulement dire que les vaisseaux des membres, comme par exemple l'artère crurale, ne sont pas accompagnés d'un réseau si abondant de nerfs organiques, que les vaisseaux des organes intérieurs, comme par exemple plusieurs rameaux de l'artère hypogastrique. Mais il ne s'ensuit pas qu'il n'y a point de substance grise dans les parois des vaisseaux des membres. Tant que les filets ganglionnaires ne font qu'accompagner les vaisseaux, ils ne peuvent exercer aucune influence sur les fonctions des vaisseaux : cette influence ne commence que du point où ces filets pénètrent dans les parois des vaisseaux, du moment où ces filets se trouvent en contact intime avec les fibres contractiles des vaisseaux et avec les liquides. On ne peut pas prétendre qu'il y a des filets gris dans les parois des vaisseaux des membres, ni dire qu'il n'y en a pas : on ne les a pas cherchés, et leur existence ou non-existence ne pourra être démontrée qu'à l'aide du microscope. Il y a encore une autre voie par laquelle les filets gris peuvent se rendre à la peau et aux muscles des membres, sans être démontrés par le scalpel à l'œil nu : ce sont les nerfs spinaux mêmes, dans l'intérieur desquels ces nerfs gris peuvent être cachés. Il y a déjà quelques observations qui appuient cette opinion : plusieurs anatomistes ont trouvé des filets gris dans les branches du trijumeau de l'homme et des animaux. G. Cuvier a vu chez plusieurs animaux des filets ganglionnaires se rendre du ganglion cervical inférieur aux nerfs des extrémités antérieures. J'ai vu de même chez les chiens des filets gris, qui du premier ganglion thoracique se rendaient en direction périphériqne aux nerfs des extrémités antérieures. Si l'on trouve, au moyen du microscope, des filets gris dans les parois des vaisseaux et dans les nerfs spinaux des membres, l'objection la plus grave contre l'opinion, assez généralement adoptée, que la substance grise du système ganglionnaire préside aux fonctions organiques, se trouve réfutée.

Quant à la nutrition proprement dite, qui est aussi attribuée à la substance grise du système ganglionnaire, il faut, ou admettre que la substance grise se nourrit elle-même et qu'elle nourrit toutes les autres parties solides qui constituent l'organisme, qu'elle entretient aussi bien sa propre composition organique que celle des fibres sensitives, des fibres musculaires, cellulaires, etc.; ou il faut admettre que chaque élément solide de l'organisme forme lui-même du suc nutritif, du sang, sa composition organique, que la fibre sensitive, outre la faculté de sentir, a encore celle de se former, de soutenir sa conformation organique, que la fibre musculaire, outre ses qualités contractiles, a celle d'entretenir sa construction particulière, apte à des fonctions contractiles; enfin, que la substance grise dirige, outre la sécrétion, la résorption et l'absorption, en même temps sa propre nutrition.

J'ai dit que les fonctions du système nerveux organique et les fonctions de l'encéphale et de la moelle épinière ne sont pas si hétérogènes qu'on le pense. Les actions végétatives se font d'après certaines lois, qui doivent être parfaitement connues par l'organe de l'âme végétative, bien que l'âme intellectuelle, dont l'encéphale est l'organe, n'en connaisse que très-peu. La substance grise du système nerveux ganglionnaire, l'organe de l'âme végétative, est le chimiste qui prépare les liquides organiques, c'est le sculpteur qui en forme les organes; elle est soumise à des erreurs, à des fautes (les maladies), et devient alors le médecin qui guérit, qui répare ses fautes, ses erreurs. De l'autre part, les fonctions intellectuelles de l'encéphale sont en partie tout à fait végétatives : les idées naissent, fleurissent et s'effacent;

elles produisent d'autres qui les remplacent, comme l'organisme même; le laisser-aller des idées est un acte purement végétatif de l'intelligence. Les fonctions végétatives du système nerveux ganglionnaire sont aussi l'acte de penser, mais dont le moi n'a aucun savoir. La différence entre les manifestations de l'âme intellectuelle et de l'âme végétative ne dépend pas de l'existence d'une substance, qui est propre à l'organe de l'une et qui manque à l'organe de l'autre. La substance grise et blanche se trouve dans la moelle épinière aussi bien que dans l'encéphale, et malgré la coexistence de ces éléments, la moëlle épinière n'est pas l'organe de la faculté de penser, dont le moi a la science. La différence entre les rapports de ces deux substances dans l'encéphale et dans la moelle épinière paraît être la cause de la différence des fonctions de ces deux organes.

Une autre analogie entre la substance grise du système nerveux ganglionnaire et celle de l'encéphale et de la moelle épinière se trouve dans l'influence sur les mouvements. Plusieurs physiologistes regardent la substance grise de l'encéphale et de la moelle épinière comme le foyer de l'innervation motrice pour les muscles volontaires. Il y a des faits qui permettent l'opinion que la substance grise du système ganglionnaire est le foyer d'une impulsion motrice pour les organes végétatifs. Les fœtus amyélencéphales doivent avoir eu du moins des mouvements dans le système circulatoire, et il n'existe dans ces fœtus que le système nerveux de la vie végétative; les filets cylindriques moteurs ne sont pas producteurs, ils ne sont que conducteurs d'une impulsion motrice; ils doivent puiser cette impulsion dans la substance grise qui leur est accolée ou dans les filets ganglionnaires ou dans les ganglions. Les animaux sans vertèbres ont du moins un système nerveux ganglionnaire, et on peut séparer le corps d'un ver de sa partie céphalique sans que le corps soit privé de mouvements. La substance grise exerce l'influence motrice sur les fibres contractiles, ou immédiatement par son contact avec elles, ou par l'intermédiaire des filets nerveux cylindriques.

C. Des ganglions du système nerveux ganglionnaire.

Je place dans l'ensemble des ganglions ou dans le système nerveux ganglionnaire, l'ensemble des penchants ou le caractère moral des hommes et des animaux; car ce que j'ai établi plus haut comme différence essentielle entre le système ganglionnaire des hommes et celui des animaux, savoir, l'immense variété des formations du système ganglionnaire dans l'espèce humaine, et la conformation constamment presque égale du système ganglionnaire dans une espèce quelconque d'animaux, peut être appliqué de même au caractère moral des êtres animés. Le caractère moral des individus qui appartiennent à l'espèce humaine est infiniment varié; les animaux de la même espèce ont tous plus ou moins le même caractère : le chat, le tigre, le lion, sont tous rapaces; ils ne sont pas querelleurs comme les ruminants, les taureaux, les béliers, les boucs, qui se battent pour se battre par l'amour du combat; tandis que les chiens s'attaquent pour satisfaire leur avidité et leur envie. Les animaux ont des antipathies et des sympathies : ainsi le chien hait le chat, il aime le cheval; le cheval aime le chien et n'aime pas le chameau. De telles antipathies et sympathies ont lieu aussi chez l'homme. L'homme aime et hait souvent sans qu'on puisse expliquer ces dispositions de l'âme de l'amour-propre flatté ou blessé. La seule particularité qui est propre au caractère moral de l'homme, et par laquelle le caractère moral de l'homme se distingue de celui des animaux, c'est la conscience morale. Cette qualité morale de l'homme coïncide avec les propriétés physiques du ganglion cervical supérieur, qui reçoit des filets spinaux des trois ou quatre premiers nerfs cervicaux, et diffère par cette circonstance essentiellement du ganglion cervical supérieur des animaux. Si les filets d'union entre le ganglion cervical supérieur et les deux premiers nerfs cervicaux que Lobstein a trouvé chez quelques singes, sont blancs, l'existence de la conscience morale de l'homme coïncide avec l'existence des filets spinaux donnés au ganglion cervical supérieur de l'homme par le troisième et quatrième nerf cervical : ce sont des nerfs qui contribuent principalement à la formation du nerf phrénique, chef-nerf de l'acte musculaire de la respiration. M. J. Cloquet a trouvé dans quelques sujets, dont il donne la description anatomique dans ses planches anatomiques (pl. CLVI, fig. 2, et pl. CLX, fig. 2 et 3), que le ganglion cervical supérieur ne recevait que des filets des deux premiers nerfs cervicaux, ainsi comme peut-être chez quelques singes. On ne peut nier qu'il n'y ait quelquefois des hommes qui naissent tout à fait dépourvus de conscience morale, qui, sans être entraînés par l'amour-propre blessé, assassinent ou empoisonnent, seulement parce qu'ils aiment à agir de telle manière, par une espèce de monomanie.

D. Des filets moteurs du système nerveux ganglionnaire.

Ces filets excitent les fibres contractiles du cœur, des poumons, des organes de l'abdomen et du bassin, des troncs des vaisseaux et des parois des vaisseaux capillaires ; ils puisent cette excitation motrice de la substance grise, étendue en forme linéaire dans les filets ganglionnaires, accumulée dans les ganglions. Par l'union des filets moteurs du système ganglionnaire avec la moelle épinière, ils sont en rapport intime avec l'état de cet organe; et par la continuité de la moelle épinière avec l'encéphale, ils dépendent en dernière instance de l'encéphale.

De même que la moelle épinière influe par les filets moteurs sur la circulation des organes de la poitrine, de l'abdomen et du bassin, de même elle influe, du moins sa partie cervicale, sur la circulation de l'encéphale. Dans l'ouvrage de M. Ollivier : « *Traité des Maladies de la moelle épinière* », sont citées des observations qui prouvent cette influence de la partie cervicale de la moelle épinière sur la circulation, et par là sur l'état et les fonctions de l'encéphale. Dans un cas d'irritation spinale de la partie cervicale de la moelle épinière, déterminant des douleurs dans plusieurs parties qui reçoivent des nerfs cervicaux, des douleurs névralgiques accompagnées de vertiges, de syncope, de délire et de diverses névroses de l'ouïe et de la vue, tous ces symptômes étaient exaspérés aussitôt par la pression exercée sur les vertèbres cervicales (o. c. 3me édition 1837, tome II, pag. 221). Une observation analogue est citée tome II, pag. 474. Dans le même ouvrage on trouve plusieurs cas de différentes affections de la partie cervicale de la moelle épinière, sans altération des fonctions de l'encéphale pendant la vie, et sans qu'on ait trouvé dans l'autopsie des altérations organiques de l'encéphale ; enfin, il y a plusieurs cas où, dans l'autopsie, une altération de l'encéphale coïncidait avec une altération de la partie cervicale de la moelle épinière, sans qu'on puisse déterminer la cause de cette coïncidence. On voit que les rapports entre l'encéphale et la partie cervicale de la moelle épinière sont les mêmes que les rapports entre les organes de la poitrine, de l'abdomen et du bassin, et la moelle épinière, surtout la partie dorsale et lombaire de cet organe.

Il y a des affections primaires de la moelle épinière qui influent sur les fonctions et l'état vasculaire des organes situés au-dessus et au-dessous du diaphragme; il y a des affections de la moelle épinière, sans que les fonctions des organes intérieurs soient troublées (ce qui prouve une certaine indépendance du système nerveux ganglionnaire); enfin, il y a coïncidence des altérations des organes de la poitrine, de l'abdomen et du bassin; et des altérations de la moëlle épinière, sans qu'on puisse indiquer la succession de ces phénomènes.

Les nerfs moteurs des vaisseaux capillaires influent sur les fonctions du système capillaire, en déterminant la quantité du sang qui circule dans un organe, en accélérant ou ralentissant la vitesse de la circulation dans un organe; enfin, en modifiant par la contraction plus ou moins grande des parois des vaisseaux capillaires la densité de ces parois, ils doivent influer sur les phénomènes de l'endosmose et de l'exosmose, lesquels dépendent de la densité des membranes; par conséquent ils influent même sur la composition chimique des liquides.

Une question très-importante est de savoir si la volonté influe sur les nerfs moteurs du système vasculaire. Quant au cœur, il est connu que la volonté n'influe pas, du moins directement, sur les actions de cet organe; mais quant au système des vaisseaux capillaires, je n'hésite pas d'affirmer cette question, du moins à l'égard des vaisseaux capillaires du système nerveux. En admettant l'influence de la volonté sur les nerfs moteurs des vaisseaux capillaires de l'encéphale, de la moelle épinière et du système nerveux ganglionnaire, on peut expliquer plusieurs phénomènes. Cette hypothèse explique l'influence de la volonté sur l'acte de penser, sur le degré d'intensité des contractions musculaires, et sur les passions.

1. Les fonctions intellectuelles sont en partie soumises à la volonté : on peut arbitrairement exciter des idées, en supprimer d'autres; on peut déterminer un certain ordre d'idées. D'un autre côté, on connaît l'influence du sang sur les fonctions de l'encéphale; la hyperaimie de l'encéphale empêche si bien les fonctions intellectuelles que l'anaimie de cet organe. La volonté influe sur les fonctions de l'encéphale, et la qualité et la quantité du sang influe sur elles; la quantité du sang dans un organe dépend du degré de contraction des parois des vaisseaux capillaires ; il y a dans les parois des vaisseaux des filets nerveux, qui sont en rapport immédiat avec la moelle épinière et l'encéphale : pourquoi donc ne pas admettre que la volonté influe à l'aide de ces filets nerveux (qui certes ne sont pas seulement des filets sensitifs), sur la contraction des vaisseaux capillaires, par cette contraction sur la quantité du sang, qui se trouve en contact avec les molécules nerveuses de l'encéphale, et par ce moyen sur les fonctions intellectuelles de cet organe. Une quantité trop grande ou trop petite de sang dans l'encéphale contrarie les fonctions de cet organe. Si, d'après Gall, les idées que nous nous formons de différents objets sont déposées dans différentes régions de l'encéphale, nous pouvons supprimer certaines idées, ou en relâchant la contraction des vaisseaux capillaires dans quelques régions de l'encéphale, en rendant certaines régions de cet organe inactives par une hyperaimie partielle et temporaire ; ou en contractant les vaisseaux capillaires de certaines régions de l'encéphale jusqu'à un tel degré qu'une anaimie en résulte, en produisant, par cette anaimie partielle et temporaire, une inaction des molécules nerveuses dans quelques parties de l'encéphale ; et nous pouvons provoquer certaines idées dans une intensité plus ou moins vive, d'après le degré de contraction

ou de relâchement que la volonté impose aux parois contractiles des vaisseaux capillaires, d'après la quantité de sang à laquelle nous permettons d'agir sur les molécules de l'encéphale. L'influence de la volonté de grouper les idées, s'effectue par l'influence de la volonté sur un certain groupe des vaisseaux capillaires de l'encéphale, en excitant ou en supprimant, par ce moyen, la vie des molécules nerveuses dans différentes régions de l'encéphale. Cette faculté de coordonner la contraction dans un certain groupe des vaisseaux capillaires de l'encéphale, n'est pas plus étonnante que la faculté de coordonner la contraction d'un groupe des muscles du bras ou de la main.

2. Quant à l'influence de la volonté sur l'intensité des contractions musculaires, on sait que ce n'est pas seulement la contraction de tels ou tels muscles qui dépend de la volonté, mais que c'est encore le degré d'énergie de la contraction qui est de même soumis à la volonté. La plupart des physiologistes regardent la substance grise de l'encéphale et de la moelle épinière comme le foyer de l'innervation motrice : c'est cette substance qui abonde surtout de sang. La quantité du sang doit influer sur l'intensité de l'innervation ; la quantité du sang dans un organe dépend en partie du degré de contraction des vaisseaux capillaires ; en admettant l'influence de la volonté sur les nerfs moteurs des parois des petits vaisseaux, sur la contraction de ces vaisseaux, on s'explique l'influence de la volonté sur l'intensité de l'innervation motrice.

3. On connaît l'influence de la volonté sur les passions : on peut les supprimer, on peut les exciter en soi-même. C'est la substance grise des ganglions qui est l'organe de l'âme morale, des passions. Mais l'intensité de la vie de ces molécules dépend de la qualité et de la quantité du

sang qui se trouve en contact avec ces molécules. Admettons, seulement comme exemple, que les ganglions lombaires sont le siége des passions de l'intérêt personnel, et les ganglions sacrés celui des penchants qui nous font prendre un intérêt bienveillant aux autres individus de notre espèce. La doctrine chrétienne recommande l'équilibre entre l'amour de soi et l'amour des autres. L'égoïsme n'est pas l'intérêt personnel, mais l'excès de cet intérêt; celui qui s'intéresse plus pour soi-même que pour un autre est égoïste, et celui qui s'intéresse plus pour un autre que pour soi-même est ce qu'on nomme *bon homme*, mais il n'est pas *homme de bien*. Si donc, par exemple, dans l'homme égoïste les ganglions lombaires sont plus développés que les ganglions sacrés, et si cet homme remarque en soi des passions égoïstes, il pourra, par l'influence de la volonté, comprimer les vaisseaux capillaires des ganglions lombaires, par cette contraction diminuer l'influence du sang sur ces ganglions, et par ce moyen réprimer momentanément l'intensité de ses passions. Une compression constante des vaisseaux capillaires (ou du tissu d'un organe), diminue partout la nutrition et augmente la résorption : une contraction continuelle des vaisseaux capillaires dans un ganglion doit donc avoir pour effet une diminution du volume de ce ganglion. Ainsi l'homme, chez lequel, par la prépondérance des ganglions lombaires, l'intérêt du moi prévaut, peut, en diminuant par la contraction continuelle des vaisseaux capillaires le volume des ganglions lombaires, rendre égal leur volume à celui des ganglions sacrés. Le *bon homme*, pas *l'homme de bien*, chez lequel, par exemple, les ganglions sacrés sont trop développés, peut, par la contraction continuelle des vaisseaux capillaires de ces ganglions, diminuer leur nutrition, et, par ce moyen, leur volume. L'un et l'autre pourra établir l'équilibre moral entre l'amour du moi et l'amour du prochain, en influant, par un acte de volonté constante, sur la base organique de ses penchants.

La qualité du sang dépend de la nourriture, du climat ou de l'atmosphère, et des rapports moraux et intellectuels de l'homme. La qualité du sang est toujours dans un rapport direct, bien qu'inconnu, avec les dispositions de l'âme. La volonté de ceux qui dominent leurs passions, influe, par ce moyen, sur la qualité du sang qui circule dans leur organisme.

NOTICES SUR LE SYSTÈME NERVEUX GANGLIONNAIRE DE QUELQUES ANIMAUX.

Chien. J'ai disséqué une chienne couchante, un chien anglais et un chien de chasse; tous les trois étaient d'une taille médiocre. Le ganglion cervical supérieur est blanchâtre ; il est lié avec le nerf vague par quelques filets, desquels je ne puis décider, à cause de la couleur blanchâtre du ganglion, s'ils se rendent du vague au ganglion ou du ganglion au vague. Le plexus carotidien est formé par des rameaux qui émanent du ganglion, du glosso-pharyngien, du grand hypoglosse et du laryngé supérieur. Des filets grêles sortent de ce plexus, entrent dans le crâne avec la carotide cérébrale, et s'unissent au ganglion de Gasser, à la branche ophthalmique du trijumeau, et au nerf moteur oculaire externe. Un rameau plus épais, qui sort du plexus carotidien, entre dans le trou déchiré postérieur, donne des filets au ganglion du vague et au ganglion du glosso-pharyngien, puis passe par le canal osseux de l'os basilaire pour s'unir à la branche maxillaire supérieure du trijumeau. Ce filet gris, en sortant du canal de l'os basilaire, s'amincit tout-à-coup, et se renfle de nouveau avant son union avec le nerf maxillaire supérieur. D'autres filets du plexus carotidien accompagnent le tronc de la carotide en bas. Le ganglion intercarotidien existait dans la chienne et non dans les chiens. Le filet entre le ganglion cervical supérieur et inférieur est blanc ; dans la chienne il était éloigné du vague à une distance d'une ligne à peu près ; dans les deux chiens, qui avaient servi aux vivisections faites par M. Longet, et qui montraient dans ces expériences une insensibilité surprenante, le vague et ce filet du sympathique étaient contenus dans une gaîne commune, extrêmement dense et ferme. — Le ganglion cervical inférieur est gris ; il donne un filet gris au vague, et reçoit un filet blanc de celui-ci ; il n'a aucune communication avec les nerfs spinaux. (De même quelquefois chez l'homme : Lobstein, *De nervi sympathici humani fabrica, etc.*, pag. 10 et 11 : *ganglion cervicale tertium nullum habuit commercium cum nervis cervicalibus, eo magis vero ganglion, quod nunc sequitur, magnum thoracicum primum*). Il communique avec le premier ganglion thoracique par deux filets blancs et un filet gris, qui entourent l'artère sous-clavière. (Chez l'homme : Lobstein, o. c. pag. 10 : *ganglion cervicale tertium cum thoracico primo triplici modo cohæret*). Il donne principalement des filets au cœur, au plexus pulmonaire, et des filets très-nombreux qui suivent la direction du nerf récurrent en haut. — Le premier ganglion thoracique est plus volumineux que le ganglion cervical supérieur ; il est gris rougeâtre, comme tous les autres ganglions qui suivent ; il reçoit des filets spinaux très-volumineux des quatre premiers nerfs thoraciques et des derniers nerfs cervicaux ; dans le chien anglais, des filets des deux derniers nerfs cervicaux ; dans le chien de chasse, des filets de l'avant-dernier, mais non pas du dernier nerf cervical. Ce ganglion donne un filet gris, mince, au plexus pulmonaire, quelques filets gris au plexus brachial, et le nerf vertébral, très-volumineux, qui s'amincit en montant de bas en haut, de sorte qu'au niveau de la troisième vertèbre du cou, il a tout à fait disparu. Ce nerf vertébral donne des filets gris qui suivent les rameaux de l'artère vertébrale dans l'intérieur du canal rachidien ; il donne des filets gris au cinquième et au quatrième nerf cervical, qui les reçoivent dans les trous de conjugaison mêmes ; je n'ai vu aucun filet blanc unir les nerfs cervicaux avec le nerf vertébral. (La même disposition du nerf vertébral a lieu quelquefois peut-être chez l'homme : *Anatomie descriptive* de Cruveilhier). — Les ganglions thoraciques suivants, sont triangulaires, d'un volume presque égal, excepté le ganglion qui correspond au douzième nerf intercostal, qui est à peu près aussi grand que le ganglion cervical supérieur. (Chez l'homme, *le dernier ganglion thoracique, qui correspond au dernier ou douzième nerf intercostal, est souvent plus volumineux que les ganglions thoraciques moyens et inférieurs. Anatomie descriptive* de Cruveilhier). — Le nerf splanchnique émane des quatre ou cinq glanglions thoraciques inférieurs. Le dernier ganglion thoracique, ganglion qui correspond au treizième nerf intercostal du chien, et les trois premiers ganglions lombaires, sont plus petits que les ganglions thoraciques moyens. Le dernier ganglion lombaire et le premier ganglion sacré sont plus grands, allongés et oblongs. (Chez l'homme: dans deux individus que j'ai eu l'occasion de voir chez M. Longet, dans son *Cours de névrologie*). Dans les deux chiens, le volume du dernier ganglion lombaire était égal à celui du premier ganglion sacré ; un ganglion impair se trouvait au niveau de la seconde vertèbre sacrée; plusieurs filets émanaient de ce ganglion, et se distribuaient dans le tissu cellulaire du périnée. Dans la chienne, le ganglion sacré était plus volumineux que le dernier ganglion lombaire; il n'y avait ni ganglion impair, ni anastomose entre les deux cordons ganglionnaires. Les filets spinaux qui se rendent aux ganglions thoraciques, lombaires et sacrés, sont tous très-minces, excepté ceux qui se rendent au premier ganglion thoracique. — Le ganglion sphéno-palatin n'existe pas, le ganglion otique se trouve. J'ai vu deux ganglions ophthalmiques; l'un, bien distinct, placé en dehors du nerf optique, communique par un filet blanc avec la troisième paire, et par un autre filet avec une masse ganglionnaire, laquelle, placée immédiatement sur le nerf optique, communique avec la branche ophthalmique, et se confond presque avec le tissu cellulaire entourant. Quant au ganglion maxillaire, je ne l'ai pas cherché. — Les ganglions spinaux sont d'un volume inégal, correspondant au volume des racines postérieures. Les ganglions sacrés sont situés dans l'intérieur du canal rachidien. (Chez l'homme: *Cruveilhier*, *Weber*). Les nerfs de la queue ont des ganglions spinaux. Les racines postérieures sont plus volumineuses que les racines antérieures. (Chez l'homme : *Soemmering*, *Chaussier*, *Gall*).

Chat. Dans le chat, les ganglions cervicaux sont gris rougeâtres. Le vague donne un filet blanc au ganglion cervical supérieur, inférieur, et, sur le côté gauche, à un ganglion cervical moyen qui ne se trouvait pas sur le côté droit. — Le ganglion cervical inférieur correspond, par son volume, à celui du chien, mais, par les communications avec les nerfs cervicaux inférieurs et les nerfs thoraciques supérieurs, au premier ganglion thoracique du chien. — Le nerf vertébral ne s'amincit pas en montant, et communique avec le quatrième et le troisième nerf cervical ; une communication avec le second nerf cervical ne m'était pas visible ; je ne l'ai pas poursuivi jusqu'au crâne, bien que la ténuité du filet n'en fût pas la cause. — Les ganglions thoraciques et lombaires sont très-petits ; le dernier ganglion sacré et lombaire, et le premier ganglion sacré, sont allongés, oblongs et aussi volumineux que le ganglion cervical supérieur ; le dernier ganglion lombaire est un peu plus volumineux que le premier ganglion sacré. — Les ganglions spinaux, d'un volume inégal, correspondant au volume des différentes racines postérieures, sont tous contenus dans les trous de conjugaison. (Chez l'homme: *Swan, Haller, Arnold, Cloquet*).

A Paris, j'ai disséqué une *chatte*, dans l'utérus de laquelle il y avait quatre fœtus de deux pouces de long; tous les ganglions étaient jaunâtres; les ganglions du cordon ganglionnaire étaient plus volumineux que ceux du chat; le ganglion cervical supérieur ne communique pas avec le nerf vague; la continuation la plus considérable de ce ganglion entre dans le trou déchiré postérieur, donne des filets au tronc du vague (dont le ganglion se trouve au niveau de l'os hyoïdien) et au ganglion du glosso-pharyngien, perfore la partie inférieure intérieure de l'os pétreux, et s'anastomose avec la branche maxillaire supérieure du trijumeau. L'artère carotide cérébrale reçoit dans le sinus caverneux quelques filets blancs, très-visibles, de la branche ophthalmique du trijumeau (cela n'a pas lieu chez les chiens). Le ganglion intercarotidien existait très-distinctement sur le côté gauche; sur le côté droit je ne l'ai pas vu. — Sur le côté droit le second nerf cervicial s'anastomose avec le premier nerf cervical, tout près du corps de la vertèbre. Du premier nerf cervical émane un filet qui s'accole au vague, mais qui peut facilement en être séparé par le scalpel; il se dirige vers le larynx, perfore le cartilage thyroïde et se distribue dans les muscles intérieurs du larynx; je ne l'ai pas poursuivi jusqu'à la tunique muqueuse. Sur le côté gauche, l'anastomose entre le premier et le second nerf cervical est formée à une grande distance du corps de la vertèbre, et il n'y a aucun filet, qui se dirige de cette anastomose ou d'un de ces deux nerfs vers le larynx, ou même vers la partie antérieure du cou. — Le filet entre le ganglion cervical supérieur et inférieur est blanc; ce dernier ganglion représente à la fois le ganglion cervical inférieur et le premier ganglion thoracique du chien : il a relativement la même grandeur que le ganglion cervical inférieur du chien, et reçoit les filets spinaux, assez minces, des quatre premiers nerfs thoraciques et de l'avant dernier nerf cervical, et non pas du dernier (comme le premier ganglion thoraciqne du chien de chasse). Il n'y a que deux filets gris qui sortent de ce ganglion : l'un se rend avec un rameau du vague aux grands vaisseaux de la poitrine, l'autre entre dans le canal formé par les trous des apophyses transverses des vertèbres cervicales; ce nerf vertébral s'amincit de bas en haut, mais d'une manière beaucoup moins considérable que chez le chien : il donne des filets gris à plusieurs nerfs cervicaux dans les trous de conjugaison; mais il reçoit aussi des filets blancs, qui se dirigent en haut; le tronc du nerf vertébral disparaît plus haut, en se divisant en plusieurs filets, qui sont trop déliés pour être aperçus à l'œil nu. — Les ganglions thoraciques suivants sont plus petits que le premier ganglion thoracique, ils ont la forme d'un segment de cercle. — Le nerf slancphnique tire son origine seulement de l'avant-dernier ganglion thoracique. — Le premier ganglion lombaire était plus volumineux que le premier ganglion thoracique (ou ganglion cervical inférieur); il reçoit quatre filets du premier nerf lombaire, et donne un filet qui a le même volume que le nerf splanchnique, et qui se divise en se dirigeant en partie vers le ganglion cœliaque, et en partie vers le plexus rénal. Les deux ganglions lombaires suivants étaient aussi petits que les ganglions thoraciques; le dernier ganglion lombaire et le premier ganglion sacré étaient fusiformes et très-volumineux, surtout le premier ganglion sacré qui avait presque le volume du ganglion cervical supérieur. Les premiers ganglions sacrés de chaque côté étaient unis entre eux par de nombreux filets transversaux. Sur la seconde vertèbre sacrée il y avait un ganglion impair, duquel émanaient plusieurs filets, dont l'un, descendant sur la ligne médiane, présentait encore un renflement au niveau de l'os coccygien. — Le ganglion ophthalmique existe, de même le ganglion otique; le ganglion sphéno-palatin n'existe pas. — Les ganglions spinaux sont plus ou moins grands, relativement au volume des racines postérieures; tous sont cachés dans les trous de conjugaison. — Les nerfs de la queue n'ont pas de ganglions spinaux. — Le volume des racines postérieures est égal à celui des racines antérieures. — Le renflement lombaire était, dans cette chatte pleine, si considérable, que le renflement brachial; mais il y avait beaucoup plus de substance grise dans le renflement lombaire que dans le renflement brachial. — Dans les fœtus, le cordon ganglionnaire était très-développé, surtout le ganglion cervical supérieur (de même chez le fœtus de l'homme : *Meckel*, *Lobstein*).

Cochon de lait. Le vague reçoit un filet gris rougeâtre du ganglion cervical supérieur et inférieur.—La manière dont se comporte la substance grise de la moelle épinière de cet animal est très-remarquable : le renflement lombaire est beaucoup plus considérable que le renflement brachial; la substance grise dans le renflement lombaire a la forme d'un cylindre, elle n'a pas de cornes antérieures et postérieures, et la substance blanche entoure ce cylindre par une lame d'un diamètre partout égal. — Cette conformation de la moelle épinière rend cet animal très-apte pour des vivisections, instituées dans le but, d'examiner la manière dont la substance grise agit dans l'organisme.

Du reste, je n'ai vu ni chez les chiens, ni chez les chats, ni chez le cochon, un canal dans l'intérieur de la moelle épinière; canal qui n'existe peut-être que chez les oiseaux.

Oiseaux. J'ai disséqué trois *coqs;* mais ce nombre ne suffit pas pour que je puisse donner une description des rapports spéciaux qui ont lieu entre les nerfs spinaux et le système nerveux ganglionnaire de cet animal. Le système nerveux ganglionnaire du coq a la même formation, que celui des oiseaux qui ont été disséqués par Cuvier, Weber, de Blainville, Tiedemann, etc.; mais les rapports entre le ganglion cervical supérieur, le nerf vague et le premier nerf cervical, étaient différents chez chacun de ces trois coqs. J'ai vu un filet du ganglion cervical supérieur se rendre au cœur; disposition qui a été observée de même par Emmert, mais je ne sais chez quel oiseau, et qui n'a pas lieu chez les oies (Weber, *Anatomia comparata nervi sympathici*, pag. 29). Le ganglion de Gasser n'était pas accolé à un nerf, qui pourrait correspondre à la partie motrice du trijumeau des mammifères. De ce ganglion sortent deux rameaux : l'un entre dans l'orbite, dans laquelle je n'ai pas vu un ganglion ophthalmique; l'autre sort d'un trou, qui correspond au trou rond ou ovale chez l'homme, il s'enfle en un ganglion, qui paraît tenir lieu à la fois des ganglions sphéno-palatin, otique et maxillaire de l'homme. De ce ganglion sous-sphénoïdal émanent des filets, qui se rendent au palais, à la langue. à l'oreille et aux muscles moteurs du bec; un rameau entre dans le canal de la partie inférieure du bec, et à l'extrémité de ce canal, à la pointe du bec, ce rameau s'enfle en un ganglion, duquel des filets gris s'éparpillent dans la substance cartilagineuse de la pointe du bec. — Chez les *pigeons*, M. E. H. Weber a vu les ganglions des nerfs alaires réunis en un seul ganglion (o. c. pag. 34); chez le pigeon, que j'ai disséqué, les ganglions des nerfs alaires étaient séparés. — Chez le *pinson*, plusieurs filets déliés, qui émanent de quelques nerfs cervicaux supérieurs, forment un plexus duquel des filets se rendent au larynx supérieur; de même les nerfs cervicaux inférieurs donnent des filets, qui, après avoir formé un plexus, se rendent au larynx inférieur; un des nerfs cervicaux inférieurs communique avec un des nerfs cervicaux supérieurs par un nerf plat et gris, qui longe la trachée-artère. Cette prépondérance des nerfs cervicaux dans les larynx d'un oiseau de chant est très-remarquable. Chez l'homme, le nerf vague reçoit souvent des filets des nerfs cervivaux; ces filets peuvent se rendre avec le vague au cœur, au poumon, à l'estomac ou au larynx. Peut être le larynx des hommes qui ont une voix de chant, reçoit plus de ces rameaux cervicaux qui s'unissent au vague, que le larynx des hommes qui manquent de ce don.

Grenouilles. J'ai disséqué à Dorpat, au printemps, au mois de mai, et à Paris, en hiver, au mois de décembre, quelques grenouilles. Les ganglions du cordon sympathique des grenouilles que j'ai disséquées au printemps, étaient deux, même trois fois plus volumineux, que ceux des grenouilles disséquées en hiver. Cette variété tient sans doute plutôt à la différence de la saison, qu'à la différence du climat; elle coïncide avec le temps de rut et le temps de sommeil d'hiver, et prouve la grande variabilité des ganglions nerveux, du moins chez ces amphibies.

DU PROCÉDÉ DANS L'EXAMEN DU SYSTÈME NERVEUX GANGLIONNAIRE.

L'examen du système nerveux ganglionnaire sera surtout fécond en inductions physiologiques et psychologiques. Après avoir établi, par l'examen de plusieurs espèces d'animaux très-différentes, et par l'observation des mœurs et du caractère de ces animaux, la coïncidence entre certaines mœurs et une certaine formation du système nerveux ganglionnaire, on pourra chercher et trouver plus tard la cause de cette coïncidence. Chez l'homme, le but principal de ces recherches doit être, je crois, d'augmenter les connaissances anatomo-ethnographiques. Car, bien que ceux qui meurent dans les hôpitaux ne diffèrent point du tout, à l'égard du caractère moral, de ceux qui meurent dans les palais, on ne peut jamais avoir quelque connaissance positive du caractère moral des malades des hôpitaux, si ce n'est des aliénés ou des criminels; mais on connaît le lieu natal de chacun, l'idiome qu'il parle, l'occupation qu'il a choisie, et on peut présumer de chaque anatomiste, qu'il connaît les particularités corporelles et morales des habitants des différentes contrées du pays auquel il appartient. L'anatomiste, en comparant le système nerveux ganglionnaire des habitants d'une contrée, des individus d'une race, au système nerveux ganglionnaire des animaux, en pourra faire des inductions psychologiques, et les ajouter aux inductions qu'on fera sur le caractère moral des hommes d'une race ou d'une contrée, en étudiant les mœurs, les institutions et l'histoire des différents peuples.

Quant à l'anatomie pathologique du système nerveux ganglionnaire, on n'examine que rarement la moelle épinière, encore plus rarement le système nerveux ganglionnaire, parce que le temps que cette étude exige n'est pas en harmonie avec le peu de connaissances qu'on en retire. Ainsi, à Vienne, la seule ville, sans excepter Londres, où l'anatomie pathologique est organisée d'une manière vraiment scientifique, la quantité des autopsies qu'on fait chaque jour est si grande, que cela seul épuise le temps et les forces. On a rarement cherché à dessein des altérations dans le tissu du système nerveux ganglionnaire; la plupart des faits anatomo-pathologiques, à l'égard de ce système, ne sont trouvés que par hasard dans les dissections.

En examinant le système nerveux ganglionnaire dans un but ethnographique, on est toujours récompensé de sa peine, en contribuant à augmenter les connaissances ethnographiques; et en s'efforçant d'enrichir les connaissances ethnographiques par des recherches sur le système ganglionnaire, on trouvera plus fréquemment des altérations anatomo-pathologiques dans cette partie du système nerveux. — Pour l'anatomie pathologique et la physiologie, il est surtout important d'examiner les altérations qui peuvent exister dans certaines parties de la moelle épinière et du système nerveux ganglionnaire, et qui peuvent coïncider avec des altérations dans les organes du crâne, de la poitrine ou de l'abdomen. Ainsi, la moelle allongée, la partie cervicale de la moelle épinière et du système ganglionnaire influent principalement sur les ramifications de la carotide et de l'artère vertébrale, ou sur le système vasculaire de l'encéphale et de la partie cervicale de la moelle épinière et du système ganglionnaire. En général, on peut dire que la moelle allongée et les parties supérieures de la moelle épinière et du système nerveux ganglionnaire, influent sur le système vasculaire capillaire de l'organisme entier, mais principalement sur la circulation dans les parties supérieures de l'organisme; tandis que la partie dorsale et lombaire de la moelle épinière et les ganglions thoraciques, excepté le premier, les ganglions lombaires et sacrés n'influent que sur la circulation dans les régions de l'organisme qui sont situées au niveau et au-dessous de ces parties des centres nerveux. Les ganglions thoraciques et lombaires influent aussi sur la circulation dans la partie dorsale et lombaire de la moelle épinière; les ganglions lombaires inférieurs et les ganglions sacrés sont les seuls qui n'influent immédiatement sur aucune partie de la moelle épinière.

J'ai dit que la moelle allongée et la partie cervicale de la moelle épinière peuvent influer immédiatement sur le système vasculaire de l'organisme entier, par des filets moteurs qui émanent de ces parties de l'axe cérébro-spinal. Car la plupart des nerfs crâniens entrent en communication avec le ganglion cervical supérieur ou avec le plexus carotidien ou avec le plexus caverneux. Plusieurs de ces nerfs reçoivent des filets ganglionnaires, gris, plutôt qu'ils ne donnent des filets blancs, comme le nerf moteur occulaire commun, le trijumeau : mais dans les filets gris il peut se trouver des filets blancs, si déliés, qu'on ne les aperçoit qu'à l'aide du microscope. Ainsi Lobstein et Scarpa ont vu dans les filets ascendants, gris, du ganglion cervical supérieur, qui se rendent au ganglion de Gasser et au nerf moteur oculaire externe, des filets blancs : ceux-ci peuvent être les continuations des filets cervicaux qui traversent le ganglion cervical supérieur, et qui, s'étant unis à un nerf crânien, suivent la direction périphérique de ce nerf ; ou ils sont les continuations des filets blancs du nerf moteur oculaire externe, qui, se rendant au ganglion cervical supérieur et le traversant, se distribuent ou avec les rameaux internes, les pharyngiens, laryngés, cardiaques, ou ils suivent le trajet du cordon même du sympathique, et peuvent alors descendre dans ce cordon jusqu'aux ganglions thoraciques, ou lombaires, ou sacrés. De même, la partie cervicale de la moelle épinière peut se trouver en rapport direct avec tous les organes au-dessus et au-dessous du diaphragme, tant par l'union constante du nerf spinal, que par l'union fréquente des nerfs cervicaux avec le vague. Le vague donne souvent quelques filets au ganglion cœliaque, et ces filets, qui sont ou des rameaux qui émanent de la moelle allongée, ou des rameaux qui émanent de la partie cervicale de la moelle épinière, peuvent se répandre ou dans le foie, ou dans la rate, ou dans les testicules, dans les reins etc.; de sorte que, comme je l'ai dit, la moelle allongée et la partie cervicale de la moelle épinière peuvent se trouver en rapport immédiat avec le système vasculaire de l'organisme entier. Dans les maladies de l'encéphale, il suffirait donc d'examiner dans l'autopsie les régulateurs principaux du système vasculaire de cet organe, la moelle allongée et la partie cervicale de la moelle épinière et du système nerveux ganglionnaire; mais dans les maladies des organes de la poitrine, de l'abdomen et du bassin, il est nécessaire d'examiner dans l'autopsie toute la moelle épinière, tout le système nerveux ganglionnaire, et surtout les rapports importants entre le vague, les nerfs cervicaux et les ganglions ou les filets ganglionnaires. On pourra faire deux objections à ce procédé physiologique : l'une, c'est que ce procédé exige beaucoup de temps, et cette objection ne peut être réfutée; l'autre consiste en ce que la peine qu'on se donne, que le temps qu'on emploie, n'est pas en rapport avec la quantité des faits anatomo-pathologiques qu'on découvre; de sorte que ce travail prend beaucoup de temps et ne rapporte que peu de connaissances. Mais d'abord, après l'anatomie comparée, c'est surtout l'anatomie pathologique qui pourra éclaircir les rapports entre les différentes parties du système nerveux; et puis, même si l'on ne trouve pas d'altérations organiques, dignes d'être décrites et d'être communiquées, la description de la formation de la moelle épinière et du système nerveux ganglionnaire, qui est si différente chez l'homme, augmentera toujours les connaissances anatomo-ethnographiques. On ne perd donc jamais ni la peine, ni le temps, en examinant et en décrivant les différentes formations de ces parties du système nerveux de l'homme.

Pour fonder des inductions psychologiques sur l'anatomie comparée du système nerveux de l'homme et des animaux, il faut examiner et décrire la formation différente de ce système avec une exactitude mathématique. On doit examiner et décrire la longueur, la largeur et l'épaisseur de la moelle épinière, le volume des renflements de cet organe, la quantité et la forme de la substance grise enveloppée dans la substance blanche, le point d'origine et le volume des racines sensitives et motrices, dont l'origine et le volume sont différents chez les différents animaux et dans les différentes régions du canal rachidien, la forme, le volume et la situation des ganglions spinaux, le volume des filets spinaux, tant sensitifs que moteurs, qui se rendent aux ganglions ou directement aux organes de la vie végétative, la forme, la grandeur, la couleur, le degré de transparence de ces ganglions; enfin les nerfs spinaux et ganglionnaires qui concourent à la formation des plexus ganglionnaires. Cette description du système nerveux doit être précédée par une description de la conformation extérieure du corps, soit de l'homme, soit des animaux, pour pouvoir en conclure à quelle race appartient le sujet examiné; car, bien que l'espèce humaine se distingue des espèces animales par la variation infinie de ses individus, les différences des races animales appartenant à la même espèce, sont assez grandes pour que le système nerveux ganglionnaire de chaque race puisse montrer des particularités visibles : les différentes races des chiens, des chevaux, etc., ont toutes des qualités physiques et morales différentes. On voit que des particularités si fines ne peuvent être indiquées seulement par des mots, par des nombres ; on doit avoir recours au dessin. Mais celui qui dessine bien les objets stéréométriques, n'est pas toujours bon peintre de portraits, et il est surtout important d'avoir une image fidèle de la conformation de la face et du corps entier, pour pouvoir décider de l'affinité des individus, qui, appartenant à la même race, vivent séparés dans des contrées très reculées du globe terrestre. Cette circonstance fatale est mise à l'écart par l'application du *daguerréotype :* cet instrument délivrera l'anatomiste de la peine du dessin, et épargnera le temps qu'on peut employer à de nouvelles dissections. On n'emploiera le daguerréotype que quand on sera sûr d'avoir fait la dissection d'un homme ou d'un animal avec exactitude. Cette sûreté est plus facile à acquérir dans la dissection des animaux que dans celle de l'homme. Si l'on dissèque plusieurs animaux, non-seulement du même genre, mais de la même race, par exemple, cinq, six ou dix chevaux de la race flamande ou de la race finnoise, et si l'on remarque que le cinquième, sixième ou même dixième animal de la même race offre les mêmes rapports entre les différentes parties du système nerveux, que le troisième et quatrième, on sera sûr que rien d'important n'est échappé à l'attention. Si l'on dissèque pour la première fois un animal d'un certain genre, on fait des découvertes dans le système nerveux de cet animal; l'examen du troisième ou du quatrième animal du même genre ou de la même race, indiquera ce que l'on a négligé ou passé, et la dissection des animaux suivants de la même race fournira la preuve de l'exactitude des recherches; elle constatera les découvertes faites dans la dissection des premiers animaux. Chez l'homme, on ne peut choisir les sujets; on est donc contraint de faire dans chaque dissection de nouvelles découvertes, sans avoir bientôt l'occasion de les constater, de s'assurer, par une épreuve visible, de l'exactitude de ses recherches. C'est pourquoi je crois qu'il serait utile d'examiner d'abord une certaine série d'animaux, dont le caractère est très prononcé, dont les mœurs sont bien saillantes; on connaîtra alors plusieurs types des différentes formations du système nerveux ganglionnaire, et ces connaissances guideront l'œil et la main de l'anatomiste avec plus de sûreté dans la dissection de l'homme.

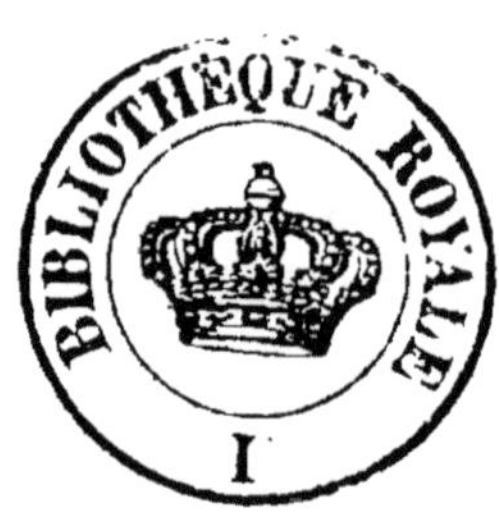
BIBLIOTHÈQUE ROYALE
I